JN087065

ソレイユ〜太陽

SOLEIL

Inside Beauty

気分を高め、自信を持ち、 輝きを放つための日常の手段

Dr. Michelle Roesler + Dr. Despina Sfakinos

ミシェル・ローズラー＋デスピナ・スファキノス

Translation Yumiko Misaki

訳　三崎　由美子

三省堂書店／創英社

2

著者について

　私たちはMAD Psychologyと申します。MADとは、私たち、ミシェル・ローズラーとデスピナ・スファキノスの頭文字をとったものです。モットーは、複雑化する現代社会において、シンプルかつリアルであることを目指す人々を支援することです。私たちは20年以上にわたり、心理学の分野で、開業医として、また学術研究や教育の分野において、さまざまな役割を担ってきました。

　このような経験から、私たちは、ストレス要因への対処、身体イメージや外見の認識、モチベーションやパフォーマンスの原動力、レジリエンス、自己認識など、人間の行動の多くの側面を理解するようになりました。

　研究法は根拠に基づいており、科学、ストーリー、手段を組み合わせた、今の時代に適した個別の実践的サービスを皆様にお届けできることを嬉しく思います。

Contents

もくじ

Welcome

ようこそ

はじめに

堅固な自己省察の意識を築くために、何から始めたらよいのかを知るのは難しいものです。だからこそ、私たちは『Soleil（ソレイユ）』を作りました。ソレイユとはフランス語で「太陽」の意味です。あなたが人生の様々な季節をくぐり抜け、そして最も輝けるよう支えるために......

ナイジェリア出身の詩人、イジュオマ・ウメビニヨの言葉です。

「いますぐ始めよう。あなたがいるところから始めよう。恐れることから始めよう。痛みから始めよう。疑いから始めよう。手が震えている状態からでも。声が震えていても始めるのです。始めること、そして止めないこと。あなたがいるところから、あなたが持っているもので始めてください。ただ……始めることです」

この本には、心、体、精神を強化するための幅広い効果的な刺激とアクティビティがあります。すべての悩みを消し去る魔法の薬はありませんが、開業医としてこのテクニックを適用するなかで、高揚感や自信、幸福感など、人生のさまざまな面における改善が報告されています。

重要なのは、その変化が内面と外面の両方に表れていることです。人の心と顔の色つやは密接に結びついているからです。 肌が外部の状況（気温、日差し、風など）を脳に伝えるように、心も肌に語りかけているのです。

多くの人は、外見を整えることに何時間も費やしているかもしれませんが、肌の下にある内面にも目を向けることを怠りがちです。

今こそ、私たちの内側に目を向ける時なのです……。

本書では、以下の内容を紹介します。

・気分を高める方法
・人生の荒波に直面したときの意識的なコーピング(ストレスに対
　処するためにとる行動)
・自信を深めるための方法
・ネガティブな心のパターンを組み直す
・自分自身を知り、個人的な設定を知る

準備

空間：この作業に必要な空間を作るため、本当に一人になれる場所を決めましょう。その場所は、部屋でも、ヨガマットでも、あるいはソファでも構いません。誰にも邪魔されない小さな扉として、この空間を準備しましょう。

道具：このワークショップに必要な道具はペンだけです。

スケジュール：あなたのペースで進めていただいて結構です。ほとんどの日は 30 分以内で終わりますが、ぜひこのワークショップを時折り見返してみてください。あなたが成長するにつれ、ひと皮むけた新たな自分を見出すことができるでしょう。

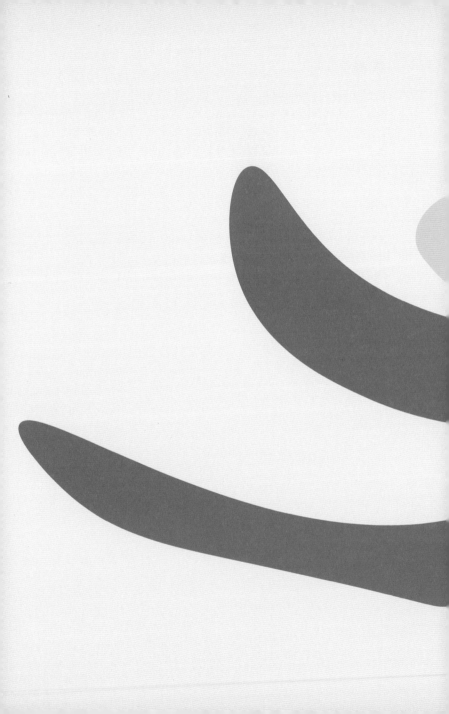

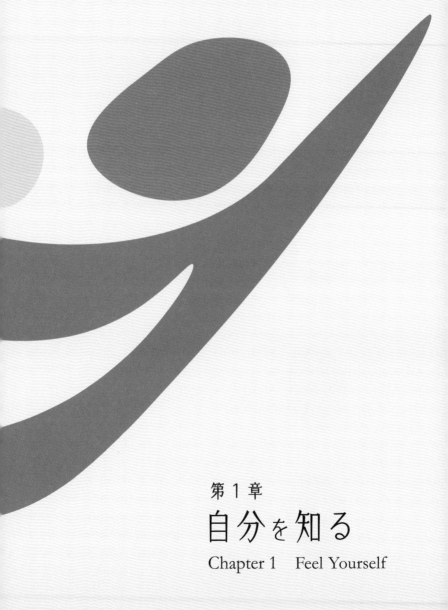

第 1 章

自分を知る

Chapter 1 　 Feel Yourself

今こそ元気をだすとき
さあ始めましょう

　まず最初に、心の中で渦巻く感情とは何かを解明しましょう。おもしろいことに、感情と気分は同じものではありません。

なぜなら――――――――

感情/情動(Emotions)：特定の出来事や状況に反応して起こりがちなある気持ち、思い(feelings)を指します。感情は意識的に感じられるものと考えられており(つまり、それを意識している)、多くの場合、以下のような目立った反応の混在とともに経験します。

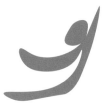

身体的反応
身体が固まったり、興奮したりする

視覚的反応
しかめっ面や笑顔などの顔の表情

内面的な認知反応
あなたの内なる思考

感情(Emotions)はたまに現れては消える傾向があり、ほんの少ししか持続しません。

> 例えば：
> 車を運転していると、他のドライバーが「割り込み」をしてきたとします。途端に肩がこわばり、嫌な考えが頭をよぎりますが、やがてその感覚は和らいでいきます。

気分(Moods)：気持ち(feelings)と感情(emotions)が複雑に絡み合った状態を指します。気分は感情ほど強くありませんが、数時間から数日まで長く続く傾向があります。気分が明確な状況に反応して起こることはほとんどなく、意識的に認識されないこともあります。

> 例えば：
> ここ数日、周囲の人に対して容易にイライラしたり、短気になってしまうのに、その根本的な理由がよくわからないとき。

自己のスペクトル

　気分は私たちの日常生活の一部です。感情面での経験に影響を与える気分には 2 つの特徴があり、ポジティブな感情(PA)とネガティブな感情(NA)と呼ばれています。ここでは、それらを単に「明るさ」と「曇り」と呼ぶこととします。

明るさ(PA)：エネルギー、興奮、情熱を伴うポジティブな気分を経験する傾向があることを表します。

曇り(NA)：低い自己評価、苦悩、不満などのネガティブな気分だけでなく、不安、怒り、憂うつなどのより深い暗い気分も経験する傾向があることを意味します。

　明るさと曇りの両方を経験することは誰にでもあることですが、人によってそのレベルには違いがあります。どちらかの傾向性が強いと感じる人もいるでしょう。

内面の天候パターン

嵐の中

　曇りのレベルが高い人は、強烈な負の感情のパターンを経験する傾向があります。このような曇りは、通常、明らかなストレス要因（恋愛での別れなど）とは関係がなく、特定されない傾向があります。灰色の気分になりやすいとき、過剰な苦痛、不安、イライラ、苛立ちなどの感情が出てきます。また、自分自身や世界、将来についての破壊的な面に、いっそう集中するようになります。その結果、ストレスを感じやすくなり、人生に満足できなくなるのです。このような感情は身体にも現れ、ネガティブな気分が高まると、エネルギーが不足し、無気力で無関心になるように感じられます。生理的な理由のない痛みが出たり、顔色が変わることもあります。

明るい空

　一方、明るさのレベルが高いと、自然とポジティブな感情に引き寄せられ、常に情熱的で活動的、注意力のある状態になります。将来に対しても楽観的で、おおむね自分の状況に満足しています。通常、社会的環境に強く関与し、そして困難に直面した際には創造的な解決策に集中します。また、健康とウェルビーイング（幸福感）も向上します。

気分を測る

　自分の気分を正確に把握するのは難しいものですが、現在の気分の傾向を知ることができるクイズを紹介します。PANASスケール（Positive and Negative Affect Scale：ポジティブおよびネガティブな感情の尺度）と呼ばれるもので、さまざまな感情や気持ちを表すいくつかの言葉で構成されています。

スケール

1	ほとんど、または全くあてはまらない
2	少ししかあてはまらない
3	まあまああてはまる
4	かなりあてはまる
5	非常にあてはまる

参考：PANAS SCALE
許可を得て転載しています。Watson, D., Clrk, L.A., & Tellegan, A.(1988).
Development and validation of brief measures of positive and negative affect: The PANAS scales. Journal of Personality and Social Psychology, 54(6), 1063-1070

気分の測り方

　各項目を読み、それぞれの単語の横にある数字を左のPANASスケール表から選んでください。あなたが今、どの程度このように感じているか、あるいは過去１週間にどの程度感じたか、当てはまる数字を書き入れてください。気分を点数化する方法については、次のセクションで説明します。

クイズ

	気持ち / 感情	スケール
1	興味を持っている	
2	苦しい	
3	ワクワクしている	
4	動揺	
5	たくましい	
6	罪悪感のある	
7	怖い	
8	敵意を持つ	
9	熱心な	
10	誇り高い	
11	イライラしている	
12	警戒している	
13	恥ずかしい	
14	刺激される	
15	神経質である	
16	決然とした	
17	思いやりのある	
18	びくびくしている	
19	活動的である	
20	不安、心配である	

クイズのスコアリング

　項目 1、3、5、9、10、12、14、16、17、19 のスコアの合計で、あなたの明るさ(PA)スコアが決まります。スコアの範囲は 10 〜 50 で、スコアが高いほど明るさのレベルが高いことを表します。

　項目 2、4、6、7、8、11、13、15、18、20 のスコアを加算して、曇り度(NA)スコアを算出します。スコアの範囲は 10 〜 50 で、スコアが低いほど曇りのレベルが低いことを意味します。

私の明るさのスコアは……

私の曇り度のスコアは……

▍じっくり考えてみる

　両方のスコアを見てみましょう。両方のスコアがほぼ同じだった
のか、それとも片方がもう片方よりはるかに高かったのか。理想的
なのは、明るさのスコアが曇りのスコアよりも高いことです。も
し、曇りのスコアの方が高かったとしても心配ありません、ご心配
なく！　気分を高めるための方法があります。あるいは、すでに曇
りよりも明るさが上回っている人も、もっと明るさを増やしたいと
思うかもしれません。

元気を出そう

　もちろん、誰もが自分の明るさ（ポジティブな感情）を高めたいと
思っているでしょう。嬉しいことに、そのための手段があるので
す。これらの手段は根拠に基づいており、現実的に気分を高めるの
で、自然に明るい精神状態を維持することができるのです。曇り
（ネガティブな感情）がまったくなくなるというわけではありません
が、ポジティブな気持ちを高めることで、曇りが晴れるまで自分の
ための空間・時間をしっかり支える方法を学ぶことができます。

方 法

　大きな変化は小さな動きから生まれます。

　自分が最も輝いている姿を想像するなど、自分にフォーカスした簡単な活動で、明るさを高めましょう（そして実際に高めた気分を保ちましょう）。思考よりも行動が、ポジティブさを高める最高のパワーであることを覚えておいてください。以下の自分でできるエクササイズは、日常的に行うことで、楽観性、健康、満足のいく状態を高めることが証明されています。気持ちがいいと感じる限り、何度でもこのエクササイズに立ち返ってみてください。

▌手段

　これから2週間、このエクササイズのための日々の習慣を作りましょう。

　目を閉じてください。

　可能な限り最高の自分をイメージしてください。

　将来の自分の人生について考えてみましょう（1年後でも5年後でも構いません）。

　粘り強くやり通し、すべてが可能な限りうまくいっていることを想像してください。自分が頑張って成功した場所を詳細に想像してください。

　例えば、あなたが個人的に達成したい目標（趣味、健康、社会生活、恋愛、キャリア、学業、コミュニティ）を考えてみてください。そして、次の20分間で、この視覚化したものを個人的な物語として書いたり、描いたり、話したりしてみましょう。あなたの理想の未来をできるだけ多く盛り込んでください。

こう考えてみてください。
あなたの理想の未来はどんなものですか？
もし 3 年後のあなたとばったり会ったら、今まで
何をしてきたか、何を達成したかを伝えたいですか？
10 年後はどうですか？
あなたにとって最高の未来は何ですか？

■日記帳

　あなた自身が最も輝いていた、最も明るい姿がどのようなもので
あったかを説明してください。

・何をしていましたか？

・どのように移動しましたか？

・何に囲まれていましたか？

・どのように感じていましたか？

・どんな夢を実現しましたか？

・恋愛や友人関係など、人間関係ではどうですか？

・あなたの経歴はどのようなものですか？

　このセルフエクササイズは、日常的に体験することで、楽観性、
健康、幸福の満足度を高めることが証明されています。　このコン
セプトは比較的新しいものなので、今後2週間の間に、このエクサ
サイズのための日々の習慣を作る方が良いでしょう。

　そして、何年にもわたってこのエクササイズを繰り返し行うこと
をおすすめします。

夢の手段

　安定した深い眠りほど、活力を取り戻し、明るさのレベルを向上させるのに有効なものはありません(さらに美容効果もあります)。
　多くの研究では、あなたの年齢に応じて、理想的な睡眠時間を推奨しています。

理想的な睡眠サイクル

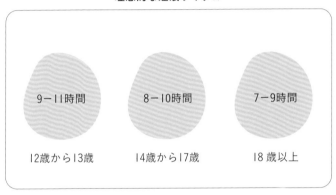

9−11時間 12歳から13歳

8−10時間 14歳から17歳

7−9時間 18歳以上

第 2 章

意識的
コーピング

Chapter 2　Conscious Coping

「雨がなぜそれほど必要だったのか、花が思い出させてくれる」

シャン・オク

ストレスを予測

　私たちは混乱した不完全な世界に生きています。人生は一瞬にして変わるものです。母なる自然に嵐や地震があるように、誰もが不安や個人的な葛藤の波に直面するでしょう。そのような時には、曇りの日を恐れないことが大切です。このような雨の状況（ストレッサー：ストレス因子と呼ばれるもの）は、自分を成長させ、自己を開いてより良い方向に開花させるための強力な機会を与えてくれます。幸いなことに、荒れた天気でも自分を導いてくれる日常的な手段があります。

コーピングとは

　コーピングとは、ストレスの多い状況下で私たちがとる様々な反応のことです。これらの反応は人によって大きく異なるため、2人の人が同じ問題に直面しても、その対処法は全く違ったものとなります。複数のコーピングスタイルを用いることは珍しくありませんが、通常は一つの主なコーピング反応を特定することができます。

　例えば：
　パートナーとの口論など、人間関係のストレッサーに直面すると、つい言葉で発散してしまうかもしれません。
　一方、友人との衝突では、その問題について話すのを遠慮したり、自分を責めたり、関わりを断ったりするような反応を示すかもしれません。

天候

　私たちの対処法は、遺伝的なものもあれば、環境的なものもあります。私たちは子供の頃、両親（または他の大人）がストレッサーに対処している様子を見て、対処法を学ぶことがよくあります。たいていの人は、自分の親が効果的な対処法を身につけているかどうかをすぐに見分けることができるでしょう。

　例えば：

　あなたのお母さんやお父さんが困難に直面した時、怒鳴っていましたか？　それともテレビを見たりしてそれを避けましたか？　何ごともなかったかのように振るまっていましたか？

　あなたが幼少期に受けた影響が理想的なものでなくても、心配する必要はありません。素晴らしいことに、私たちはストレスを感じたときに役立つ自分だけの対処法を作り出す力を持っているのです。自分のパターンをより深く理解することで、より意識的な対応を育むための行動を起こすことができます。

▎じっくり考えてみる

　自分自身について考えてみましょう。個人的な葛藤やストレスになりそうな状況に直面したとき、あなたはどのように反応しますか？

　例えば、あなたは……

・他人に向かって叫んだり怒鳴ったりする？　　　　　　　　□
・傷つけるような言葉を言ったり、悪態をつくことが多い？　□
・怒りを溜め込んで、人をシャットアウトする？　　　　　　□
・できるだけ多くの友だちに連絡して、自分の問題を分かち合う？□
・アルコールに耽る？　　　　　　　　　　　　　　　　　　□
・オンラインサービスでアドバイスを探す？　　　　　　　　□
・音楽を聴いて気持ちを高める？　　　　　　　　　　　　　□

選び取るための力

　ここでは、困難な状況に直面したときに人々が実践する様々な
コーピング・スタイルをご紹介します。その効果には差があります
が、これについては後ほど詳しく説明します。自分が使っているス
タイルや、身近に感じられるスタイルがあれば、メモしておきま
しょう。

プランニング	ストレッサーにどう立ち向かうかを考え、コーピングの方法を計画します。
社会的支援を求める	友人や家族から援助や情報、アドバイスを受けます。
心の支えを求める	知人から同情や共感を得ます。
他のすべての重要な活動から退く	生活の他の部分には一切目を向けず、ストレッサーへの対処にすべての努力と「考える時間」を集中させます。
宗教やスピリチュアリティ	祈り、瞑想、詠唱などのスピリチュアルな実践への参加を増やします。
ポジティブなリフレーミング* (*訳註：物事の捉え方を変え、別の枠組みで捉え直すこと)	学びの経験になると考えたり、よりポジティブに捉えたりして、状況を最善なものにしようと試みます（逆境の中で希望の兆しを見出すこと）。
受け入れること	ストレスを感じる出来事が起きたという事実に身を委ねること。
感情のはけ口	ネガティブな感情を言葉で吐き出します。
拒否	ストレスを感じる出来事の現実を拒絶します。

妄想	自分の心の中の安全な場所に引きこもることで、現実を回避します。
離脱	睡眠や気晴らしをします。 (例：ゲームや映画・ドラマ)。
アルコールの摂取	ストレッサーから逃れるために、アルコールの摂取に依存します。
非難する	他人や自分自身を責めます。
転移行動	身近な家族など、威嚇的ではない他者に不満や感情をぶつけます。
ユーモア	ある状況の笑える点や皮肉な点を指摘します。
受動的攻撃性	間接的に怒りを表現します。
怒り	物を取って投げます。

心の棚卸し

あなたの人生のさまざまな側面を以下のように書き出し、問題に直面したときの主なコーピング・スタイルを各項目に割り当ててください。これらの分野でストレッサーに直面したことがない場合は、該当するものだけを答えてください。

スタイルについては、前ページのコーピング・スタイルの表を参照してください。

1. 家族の問題に直面したときに、私が陥りがちなのは………

\
\
\

2. 仕事の問題に直面したときに、私が陥りがちなのは………

\
\
\

3. 学業の問題に直面したときに、私が陥りがちなのは………

\
\
\

4. 人間関係の問題に直面したときに、私が陥りがちなのは………

\
\
\

5. キャリアの問題に直面したときに、私が陥りがちなのは………

6. 友情の問題に直面したときに、私が陥りがちなのは………

7. 身体の問題に直面したときに、私が陥りがちなのは………

8. お金の問題に直面したときに、私が陥りがちなのは………

第 3 章

マインド・アルティチュード
(精神的な高度)

Chapter 3　Mind Altitude

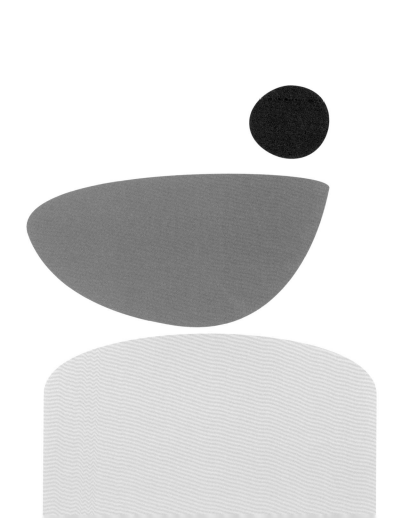

リパターニング（行動・思考様式を整える）

　対処法に正解はありません。問題となっている状況にもよりますが、他の対処法よりも効果的で、あなたのウェルビーイングをそれほど損なうものではないコーピング戦略があります。さらに詳しく見てみましょう。

　例えば:
　　職場で2人の同僚の間に大きな対立があります。この問題は主にあなたがコントロールできないものです。あなたが適用できそうなコーピング・スタイルは、「逃げる」または「離脱する」（争いに巻き込まれない）ことです。

　このような状況では、この方法は適しているように見えますが、状況を反転させると、別の問題においてはうまくいかないかもしれません。この逃避的なコーピング・スタイルを、人生で直面する他のストレッサーに適用した場合は最適な組み合わせとならず、望ましくない結果を招く可能性があります。同様に、1つまたは2つのスタイルに固執する場合（例えば、いつも他人に対して感情を発散させて怒鳴ったり、友人に自分の問題を全部曝け出し続けていたりする場合）、これも理想的ではありません。

真の魔法は、計画を立てるなど、ストレッサーに建設的に関与するコーピング・スタイルにあります。**問題を解決するために行動を起こす**ことが、最も効果的なコーピング・スタイルであることがわかっています（別名：アクティブ・コーピング）。

　このアプローチは、問題を論理的に分析し、解決に向けてエネルギーを注ぐという積極的な試みに基づいています。一般的に、このような個人的なエンパワーメント（力をつけること）は、全体としてより健康的な、また感情面でも知的な結果をすべての人にもたらします。特にあなたに！

■じっくり考えてみる

　ここで、人生において一般的なストレス要因にどう向き合うか、考えてみましょう。
1. 現在経験しているストレス要因と、過去に直面したストレス要因を挙げてください。
2. それぞれのストレス要因の横に、どのような対処スタイルを適用しているか、または使用したことがあるかを書いてください。

....

....

....

....

....

....

....

....

....

▌手段

　困難やストレスの多い出来事に直面したときに使える素晴らしいテクニックは、隠しカメラがその状況を撮影し、世界中の人々がインスタライブを見ていると想像することです！

　このアプローチはあなたの過剰な反応を防ぎ、コーピング・パターンを広げるのに役立ちます。

自分に問いかけてみる

・その状況に対処している姿を、他の人にどのように見てもらいたい？
・人々はあなたから何を学ぶことができるでしょう？
・あなたの対処の仕方について、他の人は何と言うでしょう？

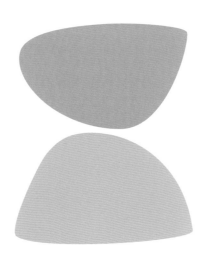

雨に踊れば

もう１つの素晴らしい手段は、人生においてストレッサーが出てきたときに、このような状況下で、あなたがどのように対処し、関係者全員がよりよい結果を得られる方法を強化するため、次の３つのステップの戦略を実行することです。

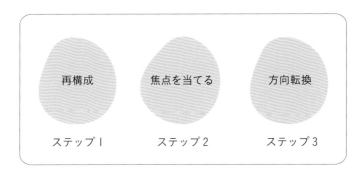

ステップ１：再構成

異なる視点を提案し、「挑戦」という言葉を導入します。

例えば:
A) お昼の弁当を買いに行って、銀行口座を確認すると残金は０円。その時、心の中では「お金がないからストレスがたまる」などと考えてしまう。
*　　それを「リフレーム」、構成しなおすと──「私にとっての挑戦は節約だ」となります。*
B) 仕事のスケジュールを確認したところ、同じ週にいくつもの締め切りが迫っている。「仕事が多すぎるから本当にストレスを感じている」と一人愚痴を漏らす。
*　　それを「リフレーム」、構成しなおすと──「私の人生において今挑戦すべきは、期限内に全ての仕事を完遂すること」となります。*

ステップ2：焦点を当てる

　現在、自分が行っているコーピング・スタイルを自覚します。次に何か問題に直面したら、一旦立ち止まり、深呼吸をして、即座に何に反応したか、焦点を当ててみましょう。

　ストレスを感じる出来事に対して、急いで自動的に反応するのではなくより慎重に、ゆっくりと、論理的に行動することを心がけてください。大事なことは反射的に間違った対処の仕方で行う前に自分自身をスローダウンさせることです。

　例えば：

　パートナーとの関係がうまくいかず、声を荒げてしまうのが典型的なコーピング・スタイルだとしたら、反応する前に一呼吸置くか、大きく息を1、2回吸いましょう。今までのやり方がこの状況で役に立つかどうかを考えてみましょう。落ち着いて、新しい方法を試してみましょう。

ステップ3：方向転換

　最後のステップは、より生産的で健全な新しいコーピング・スタイルを試してみて、その方法が自分にとってどのように作用したかを振り返ることです。

　例えば：

　仕事の締め切りに追われてストレスを感じ、それに対して拒絶や回避をしがちな人は、積極的に対処すること（アクティブ・コーピング）で、より効果的に取り組めるはずです。

　1日のうち45分を重要な仕事に充て、その時間は絶対に譲れないものとし、その間はすべてのデバイスをオフにしておくこともできます。あるいは、部屋の壁にひと目でわかるスケジュール表を作り、そこにアイデアやコンセプトを書き込んで、チェックしていくという方法もあります。

▌日記帳

　前章で書き出した、人生における現在のストレス要因のリストを読み返してみてください。ここで、それぞれのストレス要因を、上記の 3 つのステップで探ったような課題に捉え直してみましょう。

即効性のある解決策や魔法のような治療法はありません。基本的な学習、反省、調整を行うことで、特定のコーピング・スタイルが、あなたの自己成長を促し、一般的に成功しやすいということがおわかりでしょう。

▮手段

別の選択肢を頭に思い浮かべるきっかけを作るために、必要に応じて「選び取るための力」のコーピング・スタイルのリストを参照してください。写真を撮ったり、写真をスマホに保存しましょう。問題に直面して新しいスタイルを試すたびに、時間をかけてその効果について振り返りましょう。そして、柔軟に対応することを忘れないで！

創造的なソリューション

　自分の対処法に自信が持てるようになったら、コーピング・スタイルもまた進歩することでしょう。

　自分がストレスの多い状況に効果的に対処できる、また、自分にはその課題を管理したり制御したりするためのリソースがあると思える場合、より問題に焦点を当てた対処法を身につける可能性が高くなります。

　これは、解決焦点型コーピングと呼ばれています。

例えば：
・プランニング：問題を分析し、行動計画を立て、それに従うこと。

第 4 章

自信を引き出す
Chapter 4　Confidence Untucked

自尊心という概念は、ほとんどの人が知っていますが、自己効力という概念についてはあまり知られていない傾向があります。自己効力感とは、人が自分自身を信じることであり、「自分の思考が現実を創る」という心理現象に関わっています。個人的な問題に取り組んでいるとき、あるいは夢を追いかけているとき、「できる」「できない」といった自分への語りかけは、スーパーパワーにも急所にもなり得ます。もし、あなたが心の中で「できる」と深く信じているなら、どんなことでもやり遂げられる可能性があるのです。

　自己効力感のシステムは、以下のような様々な形で私たちの人生に影響を与えています。

・不規則な思考か戦略的な思考か、楽観的な思考か悲観的な思考か
・自分の人生における障壁とチャンスの認識
・目標や願望を追求するために選ぶ行動の道筋
・どれだけ努力を重ねるか
・障害に直面したとき、どこまで我慢できるか
・厳しい環境条件に対処するために、どの程度のストレスを感じているか
・成果の期待
・逆境に対する耐性
・自分で設定した課題や目標と、それに対するコミットメントのレベル

風の状況を探る

　自己効力感が高い、低いというのはどういう感覚なのか、探って
みましょう。
　自己効力感が高い人を「軽い」、低い人を「重い」と呼ぶことにしま
す。

軽い

　自己効力感が高い人は、個人的な目標に成功しやすく、ストレス
レベルが低く、うつ病になりにくい傾向があります。
　高い自己効力感は、より良い全般的なウェルビーイング、より高
い達成率、広い交友関係を持つこととも関連しています。
　また、恐怖症や不安症、アルコールの乱用、摂食障害の治療な
ど、健康に関わる行動においても、重要な要素となっています。

　例えば：
　・挑戦すべき課題として、困難な課題に取り組む
　・難しい目標を設定し、それを達成するために強いコミットメ
　　ントを維持する
　・たとえ失敗しても、努力を継続する
　・自分をもっと大切にし、自分をより強く感じる
　・苦境に直面したとき、うまく対処する
　・失敗は努力不足、または必要な知識やスキルが不足している
　　ためと考える
　・危機的な状況に直面したとき、それをコントロールできると
　　いう確信を持って対処する

重い

　自己効力感が低い人は、個人的な欠点や、目標に向かって努力するときに感じる障害に悩む傾向があります。

　そのため、インプットや努力が抑えられ、何か問題が起きるとすぐに諦めてしまうのです。

　このプロセスが繰り返され、癖になるのです。

　また、自己効力感が低い人は、挫折や失敗があったときに、なかなか立ち直れないという傾向があります。

　パフォーマンスが妨げられると、それは自分の限られたスキルの表れ、と自分で判断してしまうため、このプロセスは個人のウェルビーイング（幸福感）に悪影響を与える可能性があります。

　例えば：
- *感情、思考、行動においてネガティブな影響を受ける*
- *無力感、不安感、抑うつ感を味わう*
- *自分を脅かすようにみえる難しい仕事から遠ざかったり、引きこもったりする*
- *向上心が低く、自分が選んだ目標へのコミットメントが弱い*
- *ストレス要因に直面したとき、パフォーマンスレベルを上げる方法に集中するよりも、自分自身の限界、障害、または否定的な結果にこだわる*
- *何か困難があると、努力を怠り、すぐに諦めてしまう*
- *失敗や挫折から自己効力感を回復するのが遅い*
- *思い通りの成果を上げられなかったために、すぐに自分のスキルに対する信頼を失ってしまう*

▌日記帳

　誰もが自分の人生を変えたい、実現したいと思うことがあるはずです。

　誰にでも望みはあるもの。あなたの大切な夢や目標を書き出してみましょう。

　それは、誰にも話したことがないけれど、ぜひとも実現したい内なる思いかもしれません。

　手始めに、あなたの「夢のリスト」を書き出してみてください。

　私がしたいこと：

....

....

....

....

....

....

....

....

....

....

....

....

....

....

....

....

....

夢のリストが完成したら、自分自身に問いかけて、答えを読み返してみてください。

・自分にはその夢を実現する力があると深く信じている？
・失敗を重ねても、あきらめずにやり抜くことができる？
・困難な課題にも懸命に取り組むことができる？

▍じっくり考えてみる

　自分のことを考えてみましょう。

　いつも仕事に追われているように感じる？　　　　はい／いいえ
　思うように成果を上げられることはほとんどない？　はい／いいえ

　上記のいずれかに「はい」と答えたなら、あなたの自己効力感は低いと思われます。

....

....

....

....

....

....

....

....

....

....

....

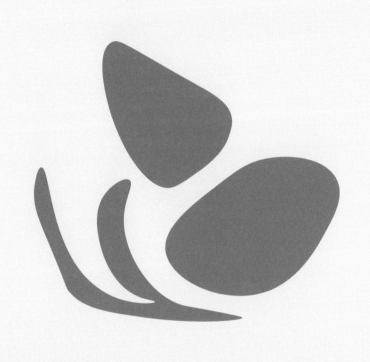

第 5 章

エアロ
ダイナミクス

Chapter 5　Aerodynamics

マインド・ゲーム

自己効力感は、人として成功するための
パワーツールです。

　あなた自身の自己効力感（できると自分を信じられる力）の信念
は、幼少期から形成され始めます。それはさまざまな経験、課題、
状況などを対処する中で作られていきます。そしてこの信念は、10
代から大人になるまでずっと続きます。重要なのは、自己効力感は
自尊心とは違うということ。自己効力感とは、人生の中で起きるさ
まざまな出来事に対応する自分のスキルを自分がどう思うかという
個人的な判断、見解です。例えば、数学は苦手でも音楽は得意、と
思ったりしますよね。これは、自身の価値を感じる全体的な感覚で
ある自尊心とは違うものです。

夢の科学

　自己効力感のシステムは、人生のすべての行動に適用されるよう
なスケールの大きいものではありません。むしろ、誰もが自分の人
生のさまざまな側面と直接結びついた、独自の効力感の信念を持っ
ています。例えば、スポーツに対する自己効力感は高いのに、同時
に家計を管理する能力に対する自己効力感は低い、というように。

　あなたは自分の人生のどの部分に自信を持ち、どの部分に能力が
低いと感じていますか？　私たちの行動はどれだけ自己効力感があ
るかによって違ってきます。

例えば：

　学業に対する自己効力感が高く、ファイナンシャルプランナーとしての自己効力感が低い人が、懸命に勉強して学位を取得し、さらに大学院の学位を獲得するとします。しかし、多額の収入を手にすると、たちまち節約することをやめてしまい、要りもしないものに浪費を続け、急場しのぎにローンを組む羽目になるかもしれません。

こんな言葉が出てしまうかもしれません。
・給料が安すぎる。
・何もかもが高すぎる。
・パートナーがお金を全部使ってしまう。
・自分の家なんて持てっこない。

人生のさまざまな場面で、自分の効力感の信念が何なのか、なかなかわからない場合は、時間をかけてその分野についてじっくり考えてみましょう。

　例えば：
　エクササイズに焦点を当ててみましょう。ほとんどの人が健康になりたいと思っています。そのためにジムに入会したり、スニーカーやジム用品を購入したりする人も多いでしょうが、そんなことはほとんど健康には関係ない、との興味深い事実があります。それよりも大切なのは、「私には目標を達成する力がある」「私にはできる」と深く信じること（自己効力感）なのです。

　つまり、人生の目標の一つが高いフィットネスレベルであっても、エクササイズの領域における自己効力感が低ければ、目標達成の可能性は低くなってしまいます。逆に、疲れていたり、やる気がなかったり、忙しかったりすることが日常茶飯事であっても、「運動できる」という信念があれば、それを実行する可能性が高くなります。「自分にはできる」と信じることは、成功するためには当然のことのように思えますが、フィットネスプログラムを始めたり、健康に配慮した目標を設定したりする際には、こうしたメンタルパターンを考慮に入れるのを忘れがちです。

▌じっくり考えてみる

　自分のフィットネスに対する自己効力感のレベルを見極め、やってみましょう。

　自分自身に問いかけてみて　——「こんな状況でも体を鍛える能力に自信はある？」

・疲れている	はい／いいえ
・仕事でプレッシャーを感じている	はい／いいえ
・天気が悪い	はい／いいえ
・怪我や病気で運動できず、回復の途上	はい／いいえ
・個人的な問題を抱えている	はい／いいえ
・運動すると体に違和感がある	はい／いいえ
・休暇中である	はい／いいえ
・家事が忙しい	はい／いいえ
・お客がある	はい／いいえ
・他に面白いことがある	はい／いいえ
・フィットネスの目標を達成できない	はい／いいえ
・家族や友人がサポートしてくれない	はい／いいえ
・他の時間的制約がある	はい／いいえ
・家庭に問題がある	はい／いいえ

　「はい」よりも「いいえ」の方が多い場合は、フィットネスにおける自己効力感が低いと考えられます。また、精神的に余裕がなければ、この分野に関連した目標を立てても結果が出にくいでしょう。

　嬉しいことに、だれでも自己効力感は高めることが可能です。次のステップでよく見てみましょう。

▌手段

　人生のさまざまな局面を振り返ってみましょう。これらの領域における自分の効力信念の棚卸しをしてください。自信を持てる部分とそうでない部分を書き出しましょう。

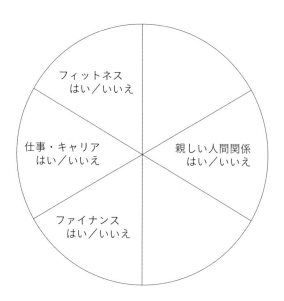

　これまでに持っていた夢や目標を再確認しましょう。それぞれの目標の横に、それが人生のどの部分に関連しているかを書いてください。その分野における自分の信念のレベルについて、じっくり考えてください。その目標を達成できると本当に信じているかどうか、自分に問いかけてみてください。

　自信がない部分があれば、それもメモしてください。そうすれば自己効力感が増強され、目標はもっと手の届くものとなるでしょう。

嵐に立ち向かう

Chapter 6　Brave The Storm

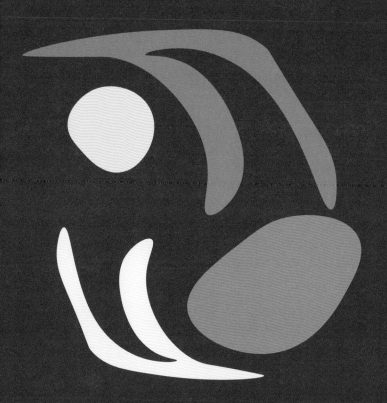

「私は人生のあらゆる瞬間に絶対的な恐怖を感じてきたが、
そのせいでやりたいことを一つもできなかったことは一度もない」
アーティスト　ジョージア・オキーフ

レベルアップのために（方法）

　自己効力感の秘訣は、粘り強い努力が最終的には自らを成功に導くと信じることです。途中の失敗から教訓を引き出し、そのステップが成功には不可欠だと考えることです。また、フィードバックから学ぶことも大切です。目標に到達できるかどうか疑うよりも、自分自身に問いかけましょう。「目標達成には何が必要か？」と。

　次のテクニックを実践することで、望む分野での自己効力感のレベルを高められることが証明されています。これらはまた、人生の苦難に対処する力を増幅させ、夢を叶えるための忍耐力を高めてくれます。

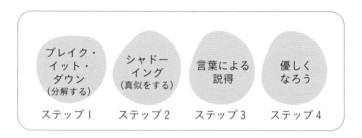

ステップ１：ブレイク・イット・ダウン
（分解する）

　経験を通して課題をマスターしていくことは、最も強力なツールです。習得とは、現実的かつ挑戦的なタスクを決めて、その達成のために100%専念することです。目標を設定する際には、自分自身と向き合うことを忘れずに。目標が高すぎると何度も失敗するリスクがありますが、低すぎても成長できません。今の自分に合った「理想の目標」に到達したいのであれば、目標を管理可能な小さな要素に分解しましょう。

例えば：
スノーボードをマスターしたいと思ったら、達成までのステップを細分化していきます。一つひとつのマイクロステップを実行していくことで、自己効力感が高まり、モチベーションが向上します。そして、最終的には大きな目標を達成するための力となります。

・基本的な構え方
・エッジコントロール
・スノーボードでターンする
・ターンをマスターする
・カービングを深く究明する
・上級者の滑り - カービング、フリースタイル、バックカントリーパウダー

では、このブレイク・ダウンのアプローチを、あなたの現在の目標の1つに当てはめてみましょう。

目標：

....

....

....

....

マイクロステップ（細分化したステップ）：

....

....

....

....

吹っ切る

　習得には失敗がつきものです。実際、失敗を経験することは成功に不可欠なのです。平たく言えば、失敗を受け入れ、適応し、次へと進まなくてはなりません。自己効力感を高めるには、根性と立ち直りが必要です。もちろん、目標を達成するためには、途中で挫折することもありますが、それを振り切って継続する方法を身につけることが秘訣です。たしかに、スノーボードでカービングができず被害者意識に陥り、諦めてしまうのは簡単です。忍耐強く、すべての失敗を学習曲線として捉え、方向転換して別の方法を試してみてください。すべての失敗は、進化するためのチャンスだと思いましょう。自分のコンフォートゾーン（快適・安全な領域）から抜け出すのは、実はポジティブなことなのです。大した努力もなく簡単に成功してしまうと、すぐに結果が出ることを期待するようになり、計画通りに事が運ばなかったときの回復力が低下してしまうからです。自己効力感を強く持つということは、失敗に直面して落胆するのは人として当たり前と認め、それでもくじけないことなのです。

思い描く

　ビジュアライゼーション（視覚化）は、習得に欠かせない要素です。専門家の間では、心的イメージまたは視覚的メンタルリハーサル（VMR）と呼ばれています。これは、想像力を使って目標が実現する場面を見たり、頭の中でそれを演じて現実に影響を与えるためのツールです。視覚化は、脳を成功へと導くだけでなく、自己効力感を高めます。その方法は、望む結果に到達するために必要な細かいステップがわかるようにすることです。そしてまた、目標を達成したときの感覚やエンドポイント（終点）をイメージすることもできるでしょう。

　　例えば：
　　　スノーボードで山を滑り降りる自分を思い浮かべてください。筋肉が活性化するのを感じ、冷たい空気が吹き抜けるのを想像し、木々の間を縫うように滑る自分を見るのです。

ステップ2：シャドーイング(真似をする)

　自己効力感の2つめの源は、自分と似通ったスキルを持ち、自分が達成したい目標に成功した人を観察することです。専門用語で追体験と呼ばれていますが、これは成功した他者のプロセスを手本にするということ、簡単に言えばあなたの身近なヒーローをシャドーイング、真似するということです。

　インスピレーション、ひらめき、思いつきを与えてくれる人を見つけたら、観察するだけでなく、質問して学んでみましょう。彼らはどうやって成功したのか？ どんなステップを踏んだのか？ 何が難しいと思ったか？ いかにして克服したのか？ 成功するために何が必要かを理解することで、目標を達成するための能力を拡大できます。また、自分と同じような人がたゆまぬ努力によって成功しているのを見れば、自分にもその分野で成功するために必要な課題を克服する能力があるとの確信を持てます。

　　例えば：
　　　私たちの仕事において、教育を受け直してキャリアを変えられたらいいのに、と語るクライエントがいました。この発言の後には、こんなコメントが続く傾向があります。

　・転職するには遅すぎる
　・時間がない
　・勉強は苦手だ

こんなマインドセットからシフトするのはしんどいことです。し
かし私たちは、同じ目標を持ち、実際にそれを達成した人たちの相
談にも乗ってきました。完全に教育を受け直し、学位を取得した
り、まったく別の分野で就職に至った人もいます。その目標は可能
です。実現可能なのです。

　同じような目標の達成に成功した人の話や例を、私たちがクライ
エントに口頭で伝えることはできますが、それを達成した人を実際
に観察する方が、はるかに強力です。観察はきわめて強力なツール
です。手本となるモデルが１人か２人いるだけでも、自己効力感は
高まります。心理学者のアルバート・バンデューラは、「知識が豊
富で、自説を実践している」良き指導者や助言者を持つことがとて
も重要だと説いています。

ステップ3：言葉による説得

　他人は私たちや私たちの能力について語ってくれます。そしてそれらは自分が信じるものに影響を与えます。言葉による説得は、「成功するために必要なものを持っているという信念を強化する方法」と定義されます。他人（特にあなたが尊敬し憧れている人）からのフィードバックや励ましは、あなたの自己効力感に大きな影響を与え、自分が認識している能力を一時的に高めることができます。すると目標達成に向けてより大きな力を発揮し、その努力を持続することができるようになります。基本的には、周囲の人たちが自分を信じ、応援し、能力を褒めてくれれば、自分もそれを信じたくなり、自己効力感が高まるのです。それが両親、先生、上司、コーチなど、人生において影響力のある人なら特にそうです。時にはポジティブな意見よりもネガティブな意見の方が多いため、なかなか難しい場合もあります。ポジティブなフィードバックをもらったら、その効果を高めるためにメモを取ると良いでしょう。

　意識して自分を支え、励まし、評価し、尊敬してくれる人たちに囲まれるよう努めることが理想的です。逆に自分をけなすような人たちとは距離を置くようにしましょう。

ステップ４：優しくなろう

　自分の思考パターンを意識して、自虐的な心の声に耳を傾けない
ように努めましょう。このような考えは誰にでも浮かんでは消える
ものですが、ネガティブな心の中のつぶやきに気づくことで、自分
の中の流れ（考え）を変えたり、考えをもっとポジティブなアプロー
チに変えたりする力を得ることができるのです。親友にかける言葉
を想像して、自分にも同じ優しさで接してみてください。

エネルギーを操る

　気分、感情、ボディランゲージ、そしてストレスのレベルは、自
分の能力に対する感じ方に影響を与え、結果を左右します。目標に
向かって努力しているとき、さまざまな感情を味わったり違和感を
覚えることは当たり前、と覚えておきましょう。汗をかく人もいれ
ば、緊張でドキドキしたり、肩に痛みを感じる人もいます。自分の
能力を判断する場面では、こうした身体的・感情的な状態を当てに
する傾向があります。

> 　例えば：
> 　ストレスや緊張を感じていると、それはパフォーマンスの低
> 下につながるもろさのあらわれだと解釈するかもしれません。
> また、極度に緊張していると、自分に疑いを抱き、自己効力感
> の低下をもたらす結果となります。同様に、疲労や痛み、気分
> もあなたの感じ方を左右します。

このような反応の兆候は、人によって解釈に大きな差が出ます。プロの歌手になりたいと望み、この分野における自己効力感が高い人は、緊張をパフォーマンスへの活力と認識するでしょうが、自己効力感が低く、疑いを抱く人は、同じ感覚を消耗感として解釈するかもしれません。

　学業で良い結果を出したいと思うと、試験前に動機が高まり膝が震え、たちまち自信を失い始める人もいれば、試験前は「いつもと違う」と感じることは当然だと自分に言い聞かせる人もいるでしょう。

　このような身体的なストレス反応(別名：緊張)は、パフォーマンスが低下するもろさの兆候として読み取ることも、あるいはポジティブに捉えて自分のスキルに対する自信を強化することもできます。重要なのは、状況に対する感情や身体的反応の強さではありません。これらの感覚をどのように解釈し評価するか、そして自分が生理的条件に振り回されているわけではないということを学ぶことが肝要です。心理的要因に左右されることのないよう自身を高め、目標に向かって努力を続けることができるようになります。すべては、このエネルギーをどう解釈するかにかかっているのです。このような身体的状態をネガティブに解釈しないようにするための手段があります。

　例えば：
　ストレスや不安などを感じ始めたら、そのような状態を経験することは正常であり、問題ないと自分に言い聞かせることができます。同時に、ゆっくりと呼吸するなどのテクニックを用いて、くつろいで不安を和らげる方法にも取りかかりましょう。

▌専門家の助言

　話を気分の力に戻しましょう。自己効力感とポジティブな感情（別名：明るさ）には関係があるため、気分は自己効力感の認識に影響を与えることがあります。ポジティブな気分はパフォーマンスや自分のスキルへの確信を高める一方、ネガティブな気分はそれを弱めることになります。（第Ⅰ章のPANASの結果にリンクして個別に設定しましょう）

雰囲気をこわさないで

　自己不信を管理することは、成功の妨げとなる「できない考え」を防ぐためのもう一つの方法です。妨害的な思考パターンが現れたらプロセスの一部として受け入れても、必ず次のステップに進み、それは放棄してください。

▌じっくり考え振り返ってみよう

・これまでの人生で達成した目標をいくつか書き出してみてください。いかにしてやり遂げましたか？
・自分にはできないと思っていたことを成功させたことを振り返ってみてください。どんなふうにやりましたか？

　自分の過去の成功体験を振り返ることは、自己効力感を高めるのに有効です。

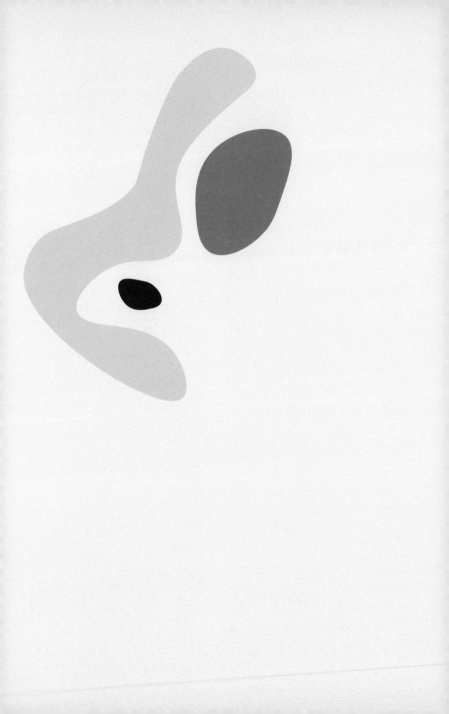

「美しさにはそれほど惹かれない。私が感動するのは、
自分自身を理解している人」
デザイナーかつ活動家
ヴィヴィアン・ウエストウッド

第 7 章
フィルターを
かけない
Chapter 7　Unfiltered

インスタグラムなどのフィードをぼんやりスクロールしながら、「彼女の人生の方が私よりずっと良さそう」と思ったことはないですか？ソーシャルアプリで他人の生活を見ることに夢中になるのは無邪気な好奇心から、と正当化するかもしれません（そしてそれはある程度正しいかもしれません）が、こうした行動は、好奇心よりも比較のためである可能性が高いのです。このような比較に耽っていると、他人の人生は自分の人生よりもずっと優れているという信念を育むことになります。そんなことをしていては、自分の健康が損なわれてしまいます。なのに、なぜ私たちはそんなに夢中になるのでしょうか。私たちが社会的比較を必要とする背景を解明する、ある心理現象があります。

　その科学的根拠を探ってみましょう。

自問自答してみよう

・あなたのデジタル習慣はどんなもの？
・フェイスブックやインスタグラムなどのソーシャルメディアで
　他人と自分を比較することはある？
・他人の生活は自分のより良く見える？
・そのことで落ち込むことはない？
・他人がうらやましい？
・自分の人生に不満がある？

比較のサイクル

　ご存じでしたか？　人がどのように自分を他人と比較するのか、という研究は、アメリカの心理学者レオン・フェスティンガーが「社会的比較理論」を提唱した 1950 年代にさかのぼります。

　フェスティンガーは、人がどのように自分の能力について信念や意見を形成するかに興味を持ちました。彼は、人間には自分を他人と比較しようとする基本的な欲求があることを観察しました。人は、他人と自分を比較することによって、自分がどのような状態にあるかを評価しているのです。具体的には（フェスティンガーの理論によれば）、他人と比較するとき、自分より下か上かの二者択一を迫られています。もっと掘り下げてみましょう。

ダウングレード

　下方比較とは、自分よりも劣っている、あるいはネガティブな特性を持つと思われる人と自分を比較することです。つまり、以下のように比較します。
・気持ちを楽にしようとする試み。
・自己肯定感を高めるため。
・自分の置かれている状況を、より嫌悪感の少ないものとして解釈するため。
　研究によると、人は脅威を感じているときやストレスフルな状況に直面しているときに、下方比較をする傾向があることがわかっています。下方比較によって、その次元で「より劣っている」と思う他者と自分を比較するのです。

例えば：

　　あなたは最近失業した、とします。同じように失業している知り合いの女性と自分を比較することがあるかもしれません。しかし、その人が働けないのは体調が良くないからだとしたら？　その人と比べることで、失職したことをくよくよ考えるのではなく、身体が元気で、新しい仕事を見つけるチャンスがあることに感謝するよう、気持ちを切り替えることができます。自分自身の置かれた状況において、もっと気分が良くなるのです。

　状況によっては（特にストレスの多い時）、下方比較によって気分を上げ、自分を優しく見つめることができる場合があります。下方比較はまた、ポジティブな調整やウェルビーイング（幸福感）の向上にも関連しています。このように、特定の状況に適用する場合には、役に立つ戦略であることがわかります。

　それでも私たちは日常生活においては、上方に向かって比較する傾向があります。

追いつく

　上方比較とは、自分よりうまくいっていると思う人や、自分より良い特性を持っていると思う人と自分を比較することです。多くの場合、この他者とは、最も優れ、成功し、人気があり、カッコいい、とみなされています。自分がうまくいっているか、どれくらい成功しているかを他人と比較して評価したいとき、私たちはこのように上方比較をする傾向があるのです。
　一般的に上方比較は、自己強化のための個人的な自己評価に基づいて行われます。

自己評価：他の誰かと比較して、自分の中にポジティブな特徴を探すことを指します。
例：私はより魅力的？　私の家はもっと優れている？

自己強化：比較する対象のレベルに到達するため、あるいはその対象に匹敵するために、自分のどの部分を向上させる必要があるか問うことを指します。
例：もっと魅力的になるにはどうしたらいいか、もっと楽しくなるにはどうしたらいいか、など。

　例えば：
　ビジネスで成功したいあなたは、職業的に影響力のある女性たちをインスタグラムでフォローしているかもしれません。
　上方比較をする場合、常に次のような根本的な疑問があります。
　・この人と比べて、自分はどうなのか？
　・同じくらいやる気がある？
　・私のスキルは彼らと比べてどうなのか？
　・彼らは何年キャリアを積んでいるのか？

上方比較は、誰か（成功した起業家など）のようになりたいと自ら
を奮い立たせる場合には有益ですが、上方比較のアプローチの問題
は、無意識のうちに自分を良くしようと思ってやっていることが、
かえって無力感や自己評価の低さ、ネガティブな感情を増大させる
ことがしばしばある、ということです。

　残念ながら、現代社会では、まさに後者のような比較をしがちな
のです。その理由は、他者との関わり方において、テクノロジーが
変化していることが関係しています。研究によれば、私たちが主に
上方比較をしているのは、ソーシャルメディアを通じて受け取る
データやフォローするデータのほとんどが、より良い生活を送って
いると思われる人物を基準にしているからです。

　まさにそのせいで、本当の自分自分への不満が募り、気分が落ち
込んでしまうことがあります。毎日、多くの人がインターネット上
でスクロールしながら、何百もの比較をしています。上方比較を
やりすぎた結果、改善すべき自分のアイデンティティに疑問を持ち、
自分を疑い始めてしまうかもしれません。

今、あなたは考え始めているかもしれません ————
もっと魅力的になるには何が必要？
どうすればもっと楽しくなる？

　あるいは、自分を他のみんなと同じように（あるいはそれ以上に）
見せようとする必要性をますます感じているかもしれません。イン
ターネット上での自己顕示欲が高まり、様々なフィルターやテク
ニックを使って、自分の投稿をより良いものにしようとすることも
あるでしょう。

　これは、私たちが「上向き維持」と呼ぶものです。あなたはまた、
競争みたいな投稿をするようになるかもしれません。例えば、誰か
が訪れた美しいビーチの写真を投稿したら、あなたは最近ハイキン
グに行った丘陵地帯の「素晴らしい」眺めの投稿で更新します。誰か
が新しい買い物を投稿したら、あなたは新しい散財の投稿で更新
……といった具合です。

　上向きに集中すると、要求が多くなり、すべてを消費して疲弊
し、最終的には健康（ウェルビーイング）に悪い影響を与えることに
なりかねません。ソーシャルメディアはポジティブな要素もあるこ
とを否定はしませんが、上昇志向のライフスタイルに巻き込まれる
と、全体的な気分やウェルビーイングに悪影響を及ぼす可能性があ
ることを認識しておくことが重要です。

　サイバーセーフティーの教育に基づいた多くのプログラムが揃っ
ていますが、テクノロジー時代には「サイバーリアリティー」に対す
る意識を高めることがより重要だと考えています。

■ じっくり考えてみる

　ある投稿を見て、上方比較をしたり、自分や自分の人生がこの画像と比べてどうなのかランク付けしないでいるのは、ほとんど不可能なことです。インターネット上でついやってしまいがちな比較について考えてみましょう。

・ピンタレストで、自分のよりスタイリッシュな家やアパートを見ていませんか？　　　　　　　　　　　　　　　　　　　はい／いいえ

・インスタグラムで自分より魅力的な人を見て、比較することはありますか？　　　　　　　　　　　　　　　　　　　　　　はい／いいえ

・フェイスブックで、もっと楽しんでいる人、エキゾチックな冒険を楽しんでいる人、健康志向の食事をとっている人など、他人の人生を自分と比べていませんか？　　　　　　　　　　　はい／いいえ

　上方比較だけでなく、インターネット上で友人やフォローする人が多ければ多いほど、あなたの健康状態（ウェルビーイング）に悪影響を与えている可能性があります。

ソーシャル浄化

　私たちは、インターネットで目にする情報を鵜呑みにしがちです。心理学者によると、私たちがこれらすべての情報や視覚的入力を把握するために使っている方法のひとつが、「利用可能性ヒューリスティック」によるもので、かいつまんで言えば、相手のソーシャルプロファイルや投稿について簡単に思い出すことができる内容から、他人について判断する方法です。

例えば：
　フェイスブックでたくさんの友達を作ったり、インスタグラムで多くの人をフォローしたりしていると　　毎日、あまりにも多くの情報に晒されるため、あらゆるデジタル・インタラクションを続ける方法を考えざるを得なくなります。

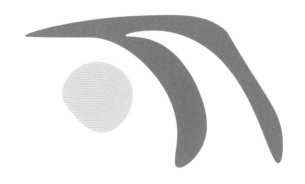

▌日記帳

このアクティビティは、利用可能性ヒューリスティックがどのように機能するかを示す助けとなります。

・インスタグラム、スナップチャット、フェイスブックなどのソーシャルアカウントに登録している友達を10人リストアップしてください。

・彼らの名前の横に、彼らがインターネット上で行う傾向のある写真や発言の種類（またはテーマ）を書き出してみましょう。

> 例えば：
> ルイーズ … アクティブでヘルシー／食べ物の画像

....

....

....

....

....

....

....

あなたのリストを見てみましょう。リストアップされたもののほとんどはポジティブなものですか？　きっとそうでしょう、人は自分の人生においてポジティブな出来事を投稿する傾向があるのですから。

このようなポジティブな瞬間の画像を常にスクロールし続けていると、この人たちは幸せで、素晴らしい人生を送っているという印象を受けます。これは、あなたが、a)入手可能な情報、b)その人のインターネット投稿について簡単に思い出せること、に基づいて他人について判断しているためで、これはポジティブなものとなる傾向があるのです。

情報過多

　また、これをさらに一歩進めた心理現象があります。

　デジタル上の連絡先を分類するだけでなく、脳が「この人たちはいつもこのようなポジティブな状態にある」と言い聞かせ始めてしまうのです。これは対応バイアスと呼ばれるもので、コンピューターが情報を取り込みすぎて技術的な不具合が生じたときのようなものだと考えてください。

　他の人の投稿を見たり、画像やコメントを見たりすると、どうしてもその人についての印象が形成されてしまうのです。この写真や行動、コメントが、その人のパーソナリティ（これが本当の彼ら自身だ）を反映しているとか、その人の人生を一貫して反映していると思い込むと、偏った見方になってしまいます。他人は自分ほど「問題を抱えていない」と思うことがあるかもしれません。この思い込みは、素早く、一般的に、容易にできてしまいます。他の人たちだって、自分自身の状況要因に影響され、ポジティブな気分もネガティブな気分もあり、困難を経験し、目標を達成するのが難しいかもしれないことを忘れてしまうのです。このことが頭から抜け落ちてしまい、全体としてその人の人生は本当に良いものだ、素晴らしいものだとさえ思ってしまうのです。

　彼らの人生は自分よりもずっといい。確かに、その瞬間、その人たちが幸せで人生を楽しんでいるだろうことを否定はしませんが、人生は常にそうだとは限りません。

▌専門家の助言

　では、どうすればインスタグラムのスクロールに飲み込まれずに済むのでしょう？　ほとんどの場合、ソーシャルメディアを使い続けたいでしょうが、おそらく気分転換もしたいはずです。利用可能性ヒューリスティックと対応バイアスに気づくことができれば、何が起こっているかを意識するための一歩となります。

　心をしっかり強くし、健康にあまり悪影響を与えないように、すべての情報を分類する必要があります。違いを生み出すためにあなたができる行動を、以下のように紹介します。

フォローをやめる

　興味深いことに、人は物理的に会ったことのない人ほど、こうした解釈（対応バイアス）をする傾向があります。つまり、インターネット上で親しくない人、つまり本当の知り合いでない人ほど、より多くのバイアスをかけてしまうのです。

例えば：

　出先で見かけただけで、実際には話したこともない誰かと、あなたは常に自分を比べているかもしれません。社交の輪が時には交差することはあっても、彼らを個人的に知っているわけではありません。

　一方、個人的に知っている人（顔見知り以上）であれば、実際に交流することで、投稿内容が必ずしも現実を反映しているわけではないことを認識できるため、対応バイアスの影響を被らずに済みます。

　あなたは、彼らにはもっと多くのものがあること、ある瞬間に彼らは幸せだった（または完璧に見えた）かもしれないけど、常にそうであるとは限らない、という事実を認識しています。彼らにも、良い時も悪い時もあります。親しい人をインターネット上で見るとき、偏見は少なくなるものです。

したがって、親しくないインターネット上の友人が多すぎたり、親しくない他人をフォローしすぎたりすると、よりネガティブな影響を受ける可能性があると考えられます。

インターネット上の多くの行動は、好奇心ではなく、比較によって
引き起こされていることを忘れないでください。

■ 手段

　ウェルビーイングを向上させるための簡単な解決策は、ネット上でフォローしている人たちや友人を削除することです。オンラインでなんとなくつながっている人々について、時間をかけて考えてみてください。その人たちは、あなたがあまりよく知らない人たちです。自分では気づかないうちに、その人たちが、自分の人生を憂鬱にしている可能性があります。

　インスタグラムでフォローしている人が、いつも素敵に見えていませんか？　個人的に知っているわけでもないのに、彼女を見るたびに、自分の満足度が少し下がっているように感じませんか？フォロー解除をクリックするだけです。そんな人たちはみんな削除しましょう。

　もしあなたがこれを読んでもすぐに ──「でも、私は他の人が何をしているか知りたい、あるいは他の人が何をしているか見たい」なんてひとりごち始めたとしたら......ちょっと待って！　ネット上の多くの行動は、好奇心ではなく、比較によって引き起こされていることを忘れないで。こんなことをしていては、完全に落ち込んでしまいます。

　また、「友達」がたくさんいるのはいいことだ、と思っているかもしれません。自分が人気者になったような気がするかもしれません。でも、よく考えてみて。誰かのインスタグラムのページを見るとき、すぐにフォロワー数を確認するとしたら、それ自体も比較の一種なのです。ソーシャルメディアの輪から何人か削除すれば、きっともっと気分がよくなることでしょう。

「そして、その日はやってきたのです。大きな花を咲かせるより
も、固いつぼみのままでいる方がずっと辛く厳しく感じる日が」
作家　アナイス・ニン

第 8 章
自分に惚れ込む
Chapter 8　Get Into You

クローズアップ

　本書は、自分自身を深く掘り下げることで、本来の自分の色を内側から開花させるよう作られています。このプロセスは、一生続く自己認識の旅です。自己認識のレベルの向上は、より高いウェルビーイングの状態につながります。また、自己認識は適応力を養うためにも不可欠であり、目まぐるしく変動する現代社会には欠かせないスキルです。私たちは、栄養のある食事や運動と同じように、自己認識の向上をセルフケアの日課にすることをおすすめします。

　この最後の部分は、自分の内面に深く意識を向けることに集中したこれまでの他のステップとは少し違います。自分の内面に向き合いつつ、外面も意識し始める時なのです。外面というのは、他人が自分をどう見ているかを理解し、自分の行動が他人にどのような影響を与えているかを観察する、という意味合いです。

白己認識を向上させるための
5つのステップ

内面

・内面を認識し理解する
・今この瞬間に集中し留まる
・自己批判をしない
・自分自身とのつながりを意識する

外面

・他人からどう見られているかを知る
・自分の視点を持つ

　もっと深く掘り下げてみましょう。

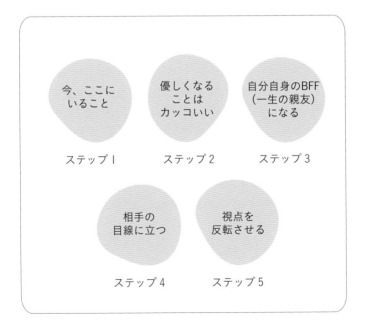

ステップ１：今、ここにいること

　自分が何を考え、何を感じているのか。このステップは、今この瞬間の自分の感情や認知のプロセス、そして自分の行動の背後にある理由に気づく能力に関連しています。たいていの場合、あなたは自動モードで行動している、つまり、ただ生活しているだけでしょう。

　例えば：
　・一日の終わりに、その日何をしたのか思い出せなくなったことはありませんか？
　・車でどこかに出かけ、目的地に着くと、「どうやってここに来たんだろう？」と考えてしまう。
　・スーパーに何かを買いに行って、なぜそこにいるのかなかなか思い出せない。

　このような生き方をしていると、自分が何を考え、何を感じているのか、自分の思考プロセス、感情的な反応、自分や他人に対する反応、さらには自分の体の状態にまで気がつかないことが多々あるのではないでしょうか。また、自分の行動の背後にある理由にも気づいていないかもしれません。これらのプロセスを観察し理解する能力は、自己認識の次のステップ次第で大いに開発できます。

注意を集中させることは、とても重要なスキルです。具体的には、今この瞬間に集中する能力は、自己認識と心理的健康の主要な機能です。この能力は、一般にマインドフルネスと呼ばれています。マインドフルネスとは、今、自分が何を考え、何を感じているかを積極的に認識することです。

　つまり、過去について考えたり、未来について考えたりしないことです。

　それよりも、今この瞬間に起こっていることに気づくことです。

　今に集中することで、一歩下がって自分の姿を、また自分の経験がそのまま展開される様を目撃することができます。この能力がなければ、あなたは常に自動モードで、その瞬間に関与することはないでしょう。今を生きているときこそ、現実の世界に積極的に関わることができるのです。つまり、個人的な解釈ではなく、実際に起こっていることに反応することができるのです。

▌手段

　自分の内なる意識と外側の観察力を高め、今この瞬間にとどまるために、次のことを試してみてください。
・目を閉じて、60秒間、呼吸に集中します。
　どうでしたか？　何が起こったかを記録してください。

....

....

....

....

▌専門家の助言

　集中力が切れて、いろいろな考えやイメージが頭に浮かんでくることはよくあることです。今日、友人と話したこと、誰かと喧嘩したこと、締め切りのある仕事のことなど、いろいろ考えたかもしれません。何を考えていたとしても、1分間ずっと自分の思考に気づくことができましたか？　それとも、自分の考えを観察することを見失って、考えることに逆戻りしてしまいましたか？　これはごく普通のことです。東洋の伝統では、このように心があちこちに飛ぶ傾向をモンキーマインドと呼びます。心理学者によると、私たちは1日に約5万個の思考をしていますが、そのほとんどは自覚していません。言い換えれば、私たちはそれらを観察しているのではなく、ただ起こっているだけなのです。心はあちこちに飛び回ります。この心のおしゃべりはほとんど止まることがないので、しんどいこともあります。このような思考の多くは、生活におけるプレッシャーに関係しています。

・今日は何をしたらいい？
・パートナーが私に不満だったら？
・請求書を期日までに払えなかったら？

興味深いのは、先に挙げた活動を繰り返し、本当に注意を集中し始めると、自分の心の動きを観察することができるようになる、ということです。自分の思考を見ることを学ぶと、肉体的にも精神的にも様々な利点があります。また、自分が何を大切にしているのか、何を感じているのか、体のどこに緊張を感じているのか、より深く知ることができるようになります。同時に、自分の心が何をし、何を言っているのかを認識する能力も高まります。特に、自分の心を裁く傾向（例：私はダメな人間だ）に気づくことができるようになるかもしれません。

**　この活動をもう一度やってみましょう。ただし、今度は思考やイメージが何であるかに注意し、観察したことを記録してください。**

....

....

....

....

....

....

....

....

....

....

ステップ2：優しくなることはカッコいい

　ネガティブなセルフトーク（自己会話）は、かなり有害な方法で自分に影響を与えることがあります。それは自己認識の発達を妨げ、また精神衛生を阻害します。研究によれば、ネガティブなセルフトークは、高いレベルのストレスおよび低いレベルの自己評価と関連があります。ネガティブなセルフトークの最も明白な欠点は、それがポジティブでないことです。これは単純なことのように聞こえますが、ポジティブなセルフトークは成功の大きな予測因子であることが研究によって示されています。例えば、スポーツ心理学の分野で行われた研究では、ポジティブなセルフトークは自信を高めるだけでなく、成功の最も大きな予測因子であることが判明しています。さらに、ポジティブな話し方は認知的不安を軽減することもわかっています。

　自分に厳しくすることが、大きな成果を上げる唯一の方法だと考える人がいます。しかし、長い目で見れば、過度に批判的であることは不健康であり、疲れるため、非生産的です。また、自分の欠点にばかり目を向けていると、ネガティブな感情が強くなり、大きな不安を感じるようになります。ネガティブなセルフトークと、物事を成し遂げることとのバランスを学ぶことは、自己認識を深めることにつながります。このバランスを学ぶことは可能です。まず、自分のセルフトークをもっと意識することです。これは、これまで説明したように、今を生きることで可能になります。そうすれば、自分が自己批判していることに気づくため、それをやめることができるようになります。

　例えば：
　親友や子供には言わないようなことを、自分自身に言っていることに気づいてください。
　・ブスだ
　・デブだ
　・何一つまともなことができない

▌日記帳

　自分に優しくすることを覚えると、自己認識が広がるだけでな
く、より幸せになり、自分にとって意味のある人生を送ることがで
きるようになります。

　自分で自分を褒めてあげましょう。そのためには、自分の親友で
あるかのように自分に語りかける内なる声を育てることが必要で
す。その上で、自分の良いところに注目し、自分を褒めることを身
につけていきます。

　試しに、得意なことを書き出してみてください。このプロセス
は、最初はバツの悪い感じがあるかもしれませんが、やっているう
ちに楽にできるようになり、幸福感と自信を高めてくれます。

　例えば：
　　私は……が得意です。
　　私は……で最高の一人です。
　　私は……が絶好調！

▌手段

　あなたのセルフトークのログを保管することは、自分自身に言っていることを認識し、その多くがネガティブかどうか確認するのに役立ちます。自己批判している自分に気づくごとに、その時の状況と、自分が使った批判的な言葉について、いくつかの単語を書き留めておけば良いでしょう。

　例えば：
　　・パーティーに招待されなかった
　　・誰からも嫌われている
　　・部屋は散らかっている
　　・私はとても怠け者だ

ステップ3：自分自身のBFF(一生の親友)になる

　自己認識のレベルが高い人は、自分自身や広い世界と、よりポジティブで楽観的な関係を築くのが上手です。自分自身や他者に対してあまり厳しくなく、批判的でもなく、「ありのままの自分」を許容する傾向があります。これとは対照的に、自己への関わりのレベルが低い人は、自分の資質を認めることが難しく、人生全般に対してあまりポジティブでない見通しを持つ傾向があります。自分自身とよりポジティブに関わることができるようになれば、精神的な幸福感も高まります。自分自身とつながることを学ぶには、自分の長所や価値観など、自分自身についてより深く知るための積極的なプロセスが必要です。自分の長所や価値観などを書き出してみましょう。

長所：

....

....

....

....

....

....

価値観：

....

....

....

....

....

....

ステップ4：相手の目線に立つ

　自己認識には内面的部分だけでなく、外的な側面もあります。それは、他人が自分をどのように見ているかを知ることです。これは、自分では気づいていない自分自身を知ることができるため、極めて重要です。人には誰しも盲点があります（自分では気づかないのに、他人からは見えていることがあります）。このような他者からの情報は、自分自身をよりよく知るために必要不可欠です。しかし、フィードバックを受け入れるのが辛いこともよくあるので、このプロセスはかなり難しいかもしれません。言い訳をしたり、フィードバックを受け流したり無視するのではなく、フィードバックから学ぶことをおすすめします。的を射たフィードバックに注目してほしいと強調しておきます。他の人々からの頻繁な反応や行動など、あなたが定期的に受け取っている情報の中にこそ、適切な指摘が見つかるのです。

　　例えば：
　　パートナーや上司、友人など、人生において重要な人たちから、自分ではそうは思わないのに、怒りっぽいと言われるかもしれません。このようなフィードバックを否定するのではなく、認め、考えてみる必要があります。
　　さもなくば、自己啓発の重要な機会を逃すことになるでしょう。

　同じようなフィードバックが、さまざまなケースで、さまざまな個人からもたらされる場合、重要なフィードバックとなります。
　上記の例（怒りっぽい）は、はっきり言われたフィードバックです。他のフィードバックは、他人からの非言語的な反応など、より微妙なものである場合があります。

例えば：

　仲間外れにされているように感じたり、仲間たちがいつもあなたと情報を共有しているわけではないと感じるかもしれません。

　その理由は、ある情報を共有したら、あなたが怒るのではないか、あるいはあなたを信頼できない、と彼らが感じているからかもしれません。しかし、自分を蚊帳の外に置いたことを他人のせいにするのではなく、この情報を受け入れ、自分が何者であるかをより深く認識する必要があるのです。

　いったんこの情報を得たら、好奇心を持つことです。あなたに対する他人の行動を促す要因、引き金、指標(ポジティブ・ネガティブの両方)を特定するのです。

・なぜあなたはそのようなことをするのでしょう？
・他の人はどのように反応するのか？
・あなたはどのように反応するのか？
・なぜそのような反応をするのか？

▋手段

人からどう見られているかを知るには、信頼できる人に聞いてみると良いでしょう。

家族、親しい友人、同僚に、あなたについての印象を聞いてみてください。良いことも、悪いことも、カッコ悪いことも。リアルであればあるほど良いのです。自分の成長のためにやっていることだと彼らに説明しましょう。そして、発見したことをすべて記録してください。

これらの情報を処理し、知ることで、自分自身への理解が深まり、それを効果的に活用すれば、より良い自分になることができます。

始める前に、完璧な人間はいないことを忘れないで。挑戦的なプロセスかもしれませんが、すごく有益なものです。実行するには、高いレベルの成熟度と開放性が必要です。

■日記帳

誰に尋ねたか、そして彼らが述べたフィードバックを書き留めま
しょう。

ステップ5：視点を反転させる

　この自己認識の側面は、「他人が見るように自分を見る」という概念に関連しています。これは、他人が何を感じているか、どのように状況を理解しているかを、たとえその理解が自分とは異なっていたとしても、見抜くことができる能力のことを指します。他人の視点を知ることは、自己認識を深める上で非常に重要であり、自己の成長と成熟を高めることになります。以下はその一例です。

> 例えば：
> 　あなたが親友のパーティにひどく遅刻してしまい、彼女が激怒したとします。
> 　彼女のあまりの怒りにあなたは驚いてしまい、お互いに口をきかなくなってしまった。

　この状況には、2つの明確な、しかし異なる視点が存在する可能性があります。おそらくあなたの友人は、この特別な日を本当に心待ちにしていたのでしょう。もしかしたら、彼女はこのところ、かなりつらいことがあり、そのため、この日をこれまで以上に重要に感じていたのかもしれない。

　あなたの立場からすると、あなたもこの日を楽しみにしていたかもしれませんが、最近、仕事が忙しく、時間がない。遅刻しても、それほど大したことだとは思っていなかったでしょう。その場にいたし、欠席したわけでもない。

　この状況には、あなたがた両方の視点があり、2人ともそれを見ようとする必要があります。簡単なことのようですが、私たちはしばしば自分の感情や意見に固執しがちです。もう少し他人の立場を理解すれば、多くの問題が解決されるはずです。

さらに重要なことは、他人の視点を知ることで、自己認識力を高めることです。

　視点を変えるスキルを身につけましょう。会話の中で、自分の立場を考え、相手の立場を判断してみる。相手がどのような視点で物事をとらえているかを知るために、相手がどのような文章やフレーズを使っているかを細かくチェックしてみましょう。

▌日記帳

　最近の状況を振り返って、よく考えてみると、相手が何を考え、何を感じていたかがわかるようになりましたか？　相手の立場に立ってシナリオを書いてみましょう。

▌専門家の助言

　このワークショップでは、あなた自身とあなたの内面に重点を置いてきましたが、支えとなる人間関係があなたの人生において非常に大きな役割を果たすことも理解しておく必要があります。人間として、私たちは他者との密接な絆やつながりを作ることが必要不可欠です(その中で私たちは皆、常に学んでいるのです)。　最後に、あなたを社会的に支えてくれるネットワークで頼りになる人たちを思い出し、助けを求めることを決して恐れないでください。

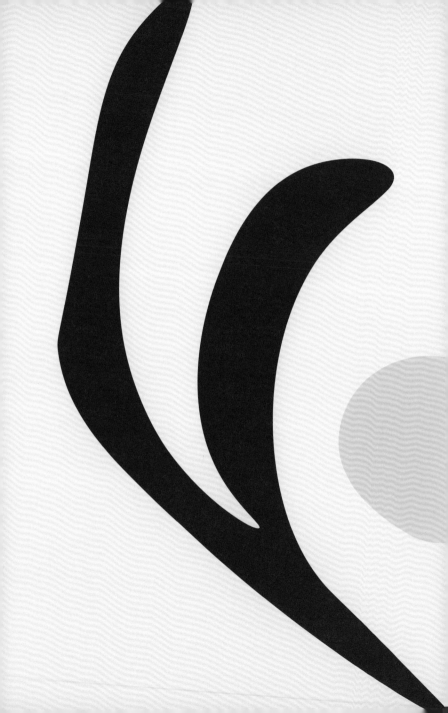

第 9 章

結びに
Chapter 9　Closing

自分に感謝！

　これまであなたが探求してきたように、自分と向き合い、自分の深いパターンを掘り起こすのは、とても勇気のいることです。人が日常生活から一歩下がって、その見通しを立てる必要があることには根拠があります。自分自身を見つめ直し、学び、心を強くするために、よくぞ時間を作ってくれました。

　あなたが学んだ小さな実践の、目に見えない力を決して過小評価しないでください。これらの手段は、あなたのウェルビーイングを変える力を持っています。自分自身に優しく、そして、始めたときからどれだけ遠くに来たかを必ず認めてください。あなたは山を動かしたのです！

　また、**成長し続けるには時間と努力が必要である**ことも忘れてはなりません。

　ポッドキャストを聞いたり、異国を旅行したり、モチベーションの上がる本を読んだりして、無限の可能性を感じた経験がある人も多いでしょう。これは、学習や人生経験によってもたらされる変化を、日常生活に取り入れ、心のパターンをアップグレードする必要があるためです。これが、まさに今あなたが取り組んでいることです。

　私たちの手段は、研究と結果に基づいており、あなたがこれまで探求してきたことはすべて、変化と成長をもたらすように設計されています。

　小さなことから、大きなことが生まれるのです。お茶を飲んだり、マスクを付けたりするように、自分自身を振り返る時間を作ってみてください。そうすることで、心も体も学び、発見し、成長するための豊かな環境を育むことができます。あなたの最も内なる領域に光を当てることで、自己発見が浮かび上がり、新鮮で自信に満ち、光り輝くような新たな適性が生まれるのです。

次のステップへ

　あなたの経験によっては、この旅は様々な感情を掻き立てたこと
でしょう。自分自身に優しくしてあげてください。この作業は競争
ではありません。良い食事をとったり自分の体に優しくするよう
な、一生続く習慣として考えましょう。さらに自分を見つめ直すた
めの時間と空間を意識的に作ることをおすすめします。今後数か
月、あるいは数年にわたり、各セクションや手段に目を通してみて
ください。忘れてしまったり、忙しかったりしても大丈夫です！
ただ、もう一度課題に戻れるように、リマインダーを作成しておい
てください。

輝く

　「人はステンドグラスのようなもの。太陽が出てい
るときはキラキラと輝いていますが、暗闇が訪れる
と、その真の美しさは、内からの光によってのみ明ら
かになるのです」
　　　精神科医　エリザベス・キューブラー＝ロス

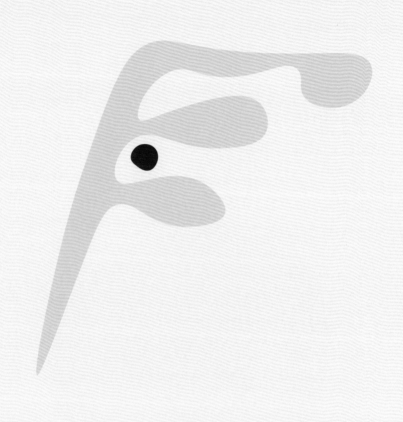

　誰もが極上の輝きを追い求めます。しかし、引き出された自信の秘密を深く掘り下げると、真の美しさの未来は、明らかに内面から始まるのです。

30 Tips to Grow Your Inside Beauty

内面の美を磨く30のヒント

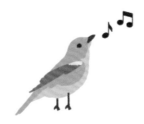

鳥のさえずりを聴く

小鳥のさえずりは、4時間以上にわたって気分を上げることがわかっています。自然の中であればいっそう効果的です。

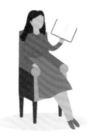

フェイスブックをやめてみる

フェイスブックを利用すると、若年層の精神的なウェルビーイングの減退が見込まれるという研究結果があります。

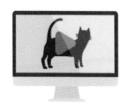

猫の動画を見る

約7000人を対象とした調査では、猫の動画を見た後、元気になったり、前向きになったりしたそうです。動画で得られる喜びのほうが、やるべきことを先延ばしにする罪悪感よりも大きかったということですね。

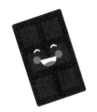

チョコレートを食べる

チョコレートに含まれる抗酸化物質（レスベラトロール）は、エンドルフィンやセロトニンの分泌を促します。

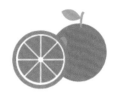

柑橘類の香りを楽しむ

歯科医院に漂うオレンジの香りは、女性患者の不安感を和らげ、気分を上げることがわかっています。

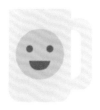

コーヒーを楽しむ

コーヒーは、特に女性のうつ病のリスクを下げる効果があると言われています。

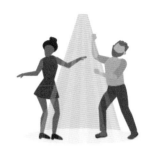

文化的活動に参加する

ノルウェーの成人 5 万人を対象とした調査では、文化的な活動に参加した人は幸福度が高く、不安や憂うつ感が少ないと報告されています。

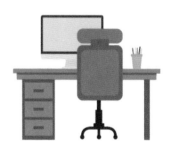

断捨離

家の中や仕事場の断捨離をしましょう。散らかっているものを見るだけで、ストレスホルモンであるコルチゾールが急増することがわかっています。

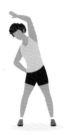

もっと運動する

3万人のノルウェー人を対象とした研究では、強度に関係なく週に1時間の運動をするだけでも、うつ病の予防になることがわかりました。運動量は多ければ多いほどベターです。大切なのは、自分が楽しめる活動を見つけることです。

花を愛でる

花を眺めていると、ポジティブな気分が持続することがわかっています。また、花や植物は、仕事の生産性や創造性を高める効果もあります。

抱きしめる

皮膚の圧力受容体を刺激すると、ストレスホルモンが下がります。また、触れることで、幸福感、安心感、愛を促進するホルモンであるオキシトシンが増加します。ハグは、重い風邪の症状を軽減するのにも役立ちますよ。

何に（誰に）感謝しているかを書き出す

カリフォルニア大学バークレー校のグレイター・グッド・サイエンス・センター（Greater Good Science Center）は、感謝の日記をつけたり、感謝の手紙を書いたりする活動が、幸福感や気分の向上につながることを発見しました。

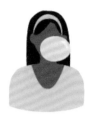

ガムを噛む

ガムを噛むことで、気分の悪さが緩和され、ストレスホルモンであるコルチゾールが減少することがわかっています。

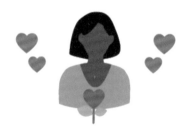

ユーダイモニックな幸福を育む

幸福には2つのタイプがあるとする研究が増えてきています。すなわち、「ヘドニックな幸福」と「ユーダイモニックな幸福」です。「ユーダイモニックな幸福」とは、ボランティア活動や芸術活動、愛する人との時間など、意味のある物事を行ったり、最高の自分になろうと努める感覚を与えることで得られるものです。毎日、自分を高めるために少しでも時間を割くようにしましょう。

楽しい音楽を聴く

ある研究に参加した人々は、幸せを感じようと積極的に努力しているときに、アップビートな音楽を聴くと気分が良くなることがわかりました。ただし、幸せになるという「目的地」ではなく、単にポジティブな感情に集中していれば良いのです。

笑う！

笑いは、気分を高揚させる化学物質であるドーパミンを増加させることが証明されています。また、体に酸素を供給し、ストレス反応システムを冷却することで、全体的に穏やかで幸せな気分になります。

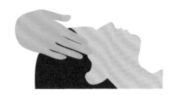

マッサージを堪能する

いくつかの研究によると、マッサージは特に妊婦や乳幼児のセロトニンレベルを高めることがわかっています。自分の肩や首、手、こめかみなどをさするだけでも効果があります。

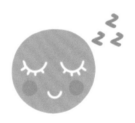

睡眠時間を増やす

英国のウェルビーイングに関する調査では、良好な生活の指標として「睡眠の質」が上位に挙げられています。極めて良好な生活を送っている人々の60％以上が、睡眠後のほとんどまたはすべての時間、しっかり休息できたと感じています。

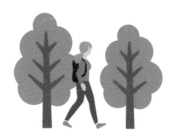

野外で過ごす

2015 年に行われた研究では、都市部と自然環境のいずれかで 90 分間ウォーキングをした人の脳活動を比較しました。その結果、自然の中を散歩した人は、うつ病やストレス時に過剰に活動する脳の一部である前頭前皮質の活動が少ないことがわかりました。

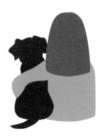

犬や猫を撫でる

ワシントン州立大学の研究によると、犬や猫を 10 分だけでも撫でると、ストレスホルモンであるコルチゾールが大きく減少することがわかりました。

パズルをする

パズルの種類は問いません。パズルに成功すると、ドーパミンが分泌され、満足感や快感を得ることができます。

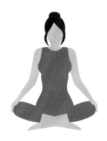

ゆっくりと深呼吸する

ゆっくりと深い呼吸をすることで、神経系を落ち着かせることができます。深い効果を得るためには練習が必要です。毎日、深呼吸をしてみてはいかがでしょうか。

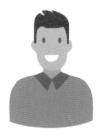

微笑む

微笑みは脳を騙して幸福感を与える！　138件の研究のメタ分析によると、微笑みはほんのり気分を上げる効果があることがわかりました。

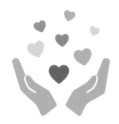

誰かのために何かをする

褒め言葉をかけたり、ドアを開けてあげたり、大切な人にちょっとした感謝の言葉を贈ったり。調査によると、幸せな人は人のために多くのことをする傾向があります。

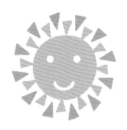

日光を求める

6年間の調査では、晴れた日の方が精神的な苦痛が少ないことがわかりました。また、ビタミンDは精神的なウェルビーイングにも関連があります。

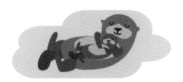

柔らかいものに触れる(またはテディベアを抱きしめる)

消費者を対象とした調査では、ネガティブな状態にある人は、心地よい触覚を感じることで安心感が得られました。これは、病気や怪我、寒さ、迷いなどの弱った状態のときに母親のもとに戻ろうとする哺乳類の本能と関係があるのかもしれません。

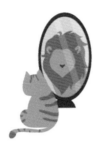

最高の自分をイメージする

研究によると、可能な限り最高の自分(BPS)を5分間イメージすると、即時的および長期的な楽観主義を刺激することがわかっています。

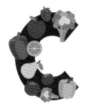

ビタミンCを摂る(柑橘類、トマト、ブロッコリーなど)

ビタミンCは、体内で気分を調整したり、うつ病と闘う神経伝達物質を作るために不可欠です。

うまくいったことについて考える

1日の終わりに、その日にうまくいったことを3つ考えてみてください。それらを振り返り、出来事を頭の中で再生し、ポジティブな感情を味わいましょう。

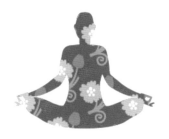

ヨガをする

ヨガは健康全般に効果がある低リスクかつ高効率な方法であると広く考えられています。痛みやストレスへの耐性も高められます。

著者

ミシェル・ローズラー　博士（Dr. Michelle Roesler, Ph.D.）

健康心理学と組織心理学の分野において、実践から臨床、研究まで幅広い経験を持つ。特に、さまざまなストレス要因に対して、人間がどのように対処しているかを研究するとともに、個人評価にも熟達し、人々の独自の傾向がどのように行動や相互作用に影響を与えるかを探求している。

デスピナ・スファキノス　博士（Dr. Despina Sfakinos, Ph.D.）

心理学者、コーチ、学者として、人々の幸福を向上させることに情熱を注ぐ。特に、若い女性の自信とリーダーシップの向上を目的としたプログラムにおいてコーチングを行う。母国オーストラリアのみならず欧州でも実績を積み、日本では6年にわたり男女若年層およびアジアを拠点とするエグゼクティブの指導にあたった。シドニー大学のコーチング心理学ユニットにて、リーダーシップ、自己認識、心理的幸福の分野で博士号を取得。

翻訳者

三崎 由美子（みさき ゆみこ）

国際ビジネス開発マネージャー、ジャーナリスト、翻訳家。

クリーンテック、モビリティ、ヘルスケア/バイオテクノロジーなど幅広い先端技術分野において、主に日欧の企業やスタートアップのビジネス開発・技術提携に携わる。

パリ大学にて社会学修士、社会学高等研究修士を取得。

SOLEIL　ソレイユ—太陽

Inside Beauty

気分を高め、自信を持ち、輝きを放つための日常の手段

2024 年 7 月 17 日　初版発行

著者	ミシェル・ローズラー
	デスピナ・スファキノス
翻訳	三崎 由美子
発行・発売	株式会社 三省堂書店／創英社
	〒 101-0051　東京都千代田区神田神保町 1-1
	Tel：03-3291-2295　Fax：03-3292-7687
印刷・製本	株式会社 ウイル・コーポレーション

©Michelle Roesler, Despina Sfakinos 2024　　　　Printed in Japan
ISBN978-4-87923-262-5 C0011
乱丁・落丁本はお取替えいたします。